针灸经典医籍必读丛书

神应经

明·陈会 撰

刘瑾 补辑

郝菲菲 校注

中国健康传媒集团
中国医药科技出版社 ·北京

内 容 提 要

　　《神应经》是明代陈会撰著的一部针灸著作，由刘瑾补辑。书中主要记述针灸穴位和操作方法，以及对内、外、妇、儿各科疾病的针灸治疗等内容。其中有歌诀、图、说。所附折量法、补泻直诀、取穴图说以及针灸禁忌等内容，颇为实用。本书叙述简练，注重实际应用，适合研习针灸者阅读参考。

图书在版编目（CIP）数据

　　神应经／（明）陈会撰；郝菲菲校注. -- 北京：
中国医药科技出版社，2025.9. --（针灸经典医籍必读
丛书）. -- ISBN 978 - 7 - 5214 - 5385 - 0

　　Ⅰ. R245

　　中国国家版本馆 CIP 数据核字第 2025K04L20 号

美术编辑　陈君杞
版式设计　南博文化

出版　**中国健康传媒集团** | 中国医药科技出版社
地址　北京市海淀区文慧园北路甲 22 号
邮编　100082
电话　发行：010 - 62227427　邮购：010 - 62236938
网址　www. cmstp. com
规格　880 × 1230mm $\frac{1}{32}$
印张　3 $\frac{1}{8}$
字数　55 千字
版次　2025 年 9 月第 1 版
印次　2025 年 9 月第 1 次印刷
印刷　大厂回族自治县彩虹印刷有限公司
经销　全国各地新华书店
书号　ISBN 978 - 7 - 5214 - 5385 - 0
定价　**22. 00 元**

获取新书信息、投稿、为图书纠错，请扫码联系我们。

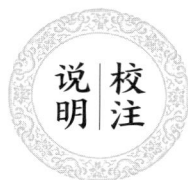

《神应经》成书于明·洪熙元年（1425），由陈会撰、刘瑾补辑。陈会，字善同，号宏纲，履贯不详，席弘的第十一传弟子，精针灸，著《广爱书》十卷，后经弟子刘瑾校补，编成《神应经》一书。刘瑾，字永怀，号恒庵，具体生卒年月不详。

据薛清录主编的《全国中医图书联合目录》一书记载，《神应经》现存版本有 3 种，分别为明刻本、日本正保二年乙酉（1645）田原仁左卫门刻本和 1957 抄本。本次点校以明刻本为底本，参以《中国医学大成三编》整理点校。在校注过程中力争保持原貌，但也作了以下调整。

1. 书为竖排繁体，现改为横排简体。异体字、古体字、通假字等均改为现行通用简化字，不出校。原本竖排所用"右"字，现因改为横排，全改为"上"字，不出校。

2. 原书"八穴灸法"排在《神应经》之前，但其序又称"以八穴灸法附于《神应经》之末"，故本次校注依原书序将"八穴灸法"调整至《神应经》之后。

3. 书目录与正文不一致处，互相补正，或据本书体例补正增删，出校。对底本中明显的错字，径改，不出校。

4. 对底本中明确是错讹、脱漏、衍文、倒置处，予以校正，并出校记。

5. 对底本与校本互异，若难以判断是非或两义皆通者，则不改原文，而出校记并存，或酌情表示有倾向性意见；若属一般性虚词而无损文义者，或底本无误而显系校本讹误者，一般不予处理。若底本与校本虽同，但原文却有误者，予以勘正，并出校说明理由；若怀疑有误而不能肯定者，不改原文，只在校注中说明。

6. 对一些已己不分、日曰混用的字，均予以校正，不出校记。

由于校注者水平所限，错点漏校之处在所难免，还望读者不吝指正。

校注者

2025 年 5 月

重刊神应经序

恭惟我主上殿下之六年也，命礼曹申严医教设针灸专门法，择其精于术者为师，而资性明敏者为弟子，劝励之法甚悉焉。适有日本释良心以《神应经》来献，兼传其本国神医和介氏、丹波氏治痈疽八穴法。其八穴虽未试用《神应经》，其传授远有所自。而所论折量补泻法，皆古贤所未发者，其取穴又多有起发古人所未尽处，其所著穴，皆撮其切要而得效多者，文简而事周，令人披阅眷刻间，证与穴了然在目。

圣上嘉叹，命以八穴法附于《神应经》之末，锓梓广布，且以永其传焉。臣窃惟医疗之方，药饵针灸不可偏废。但药非本国所产者颇多，大概皆求之中国，而又非尽出于中国也，转转市易，得之甚难，岂真赝陈新之可择，而贫穷下贱与远方之人，亦未易遍及也。唯砭焫之方，无费财远求之劳，采暴合和之难。一针一艾，备应无方，运于指掌，办于谈笑，贫富贵贱，远近缓急，无适不宜。况于取效常在药力所不及攻处，而其功用神妙，难以备述。庸医不知，以为卑辱，至相诟病而不肯为。故世之病者，生死寿夭率皆付之巫觋谣祀，岂不哀哉！

圣上悯其然，乃设专门，益严劝督，适有遐方之献，不以珍奇可玩之异物，而以此救民济世之神方，不期而至，以孚我圣上仁民爱物之盛德，夫岂偶然哉。

成化十年十一月二十一日
推忠定难翊戴纯诚明亮
经济佐理功臣崇禄大夫
西平君臣韩继禧谨序

神应经序

唐虞之纪，官非刿子不能，以明其制；羲轩之制，药非师襄则无以审其音。是以圣人师之医道之学，吾未能也，故有吾不如老农之叹。然人之有身，血气所醉，嗜欲所汩，寒暑所搏，万虑所攻，鲜有不至于疾者，非至人何能安之？是以圣人因之而制砭焫之方出焉。昔在太朴之世，未有药物，独用砭焫之道，活生民于掌握，此医道之大者也。予喜其无药物㕮咀之劳，而能回生于指下，可谓易矣。乃求其术于医者，久而得之者，十有余家，独宏纲乃遇信卿席真人所授之术，故其补泻折量之法，其口诀指下之妙，与世医之所不同，出于人者，见于此也。其徒二十四人，独刘瑾得其指下之秘，故能继宏纲之术而无坠也。予谓干将虽神，使之补履，莫若一锥之能；良药虽众，至于劫病，莫若一针之捷。药以气味而达之，故其宣利经络也迟；针以剚劘而取之，故其疏通血脉也速。况加以冰台，灼以神燧，助其真阳，逐其阴邪，而元气充矣，奚何病之有哉！若人遇夜或在路，倘有微恙，药不可得也，惟砭焫之术，可以应仓卒之用。士之于世，欲治生者，不可不知。予故爱而学之，乃命医士刘瑾，重校其师宏纲先生所传《广爱书》

十卷，予止取其穴之切于用者为一卷，更其名曰《神应经》，内五百四十八证，计二百一十一穴。又择其刘瑾之经验者六十四证，计一百四十五穴，纂为一册目，曰《神应秘要》。而以此心推之于众，庶不负宏纲广爱之仁也。此书世所未有，用传于世，今命刊行，以纪于首章云。

时在洪熙乙巳四月二十一日书

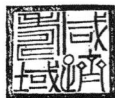

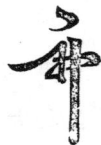

目 录

梓桑君针道传宗图

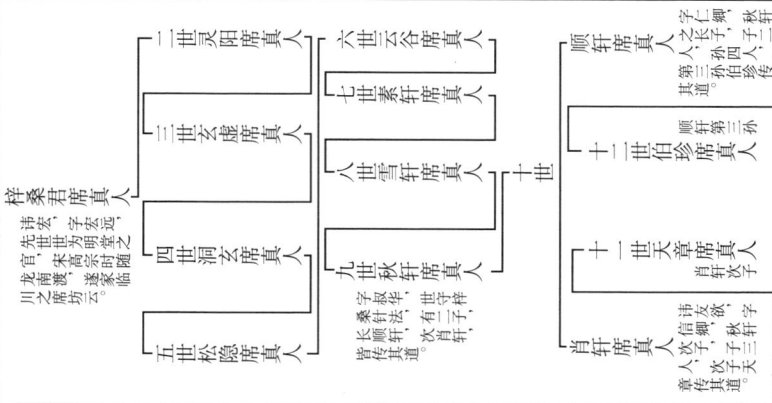

梓桑君席真人
川龙官，先讳之原座，宋南渡时宗高崇，字世宏，坊云速家明堂远之，为宏字临随之。

二世灵阳席真人
三世玄虚席真人
四世洞玄席真人
五世松隐席真人

六世云合席真人
七世素轩席真人
八世雪轩席真人
九世秋轩席真人
曾长桑针叔华，传顺轩法，其世有守梓轩，道：次肯子守梓。

十世

顺轩席真人
其第三孙之长子仁卿，道伯四修第三孙秋轩
十一世天章席真人
十二世伯修顺轩席真人第三孙

肖轩席真人
章人，次字卿，其次子子秋三轩友信访，道天三轩字秋

宏纲陈先生
子盟三江孙蕃同名会。七丹里人四四豐十汉字著人者一城横代相著，以丹字考满苏龙去。

曾思明 西江人	吴复谦 西江人	陈德华 广州人	林帷固 西江人
姜参思 西江人	刘瑜永 西江人	董仕眠 四川人	邹尚友 西江人
胡思文 西江人	傅永哲 西江人	刘童永杯 刘瑜弟	王济方 西江人
卢廷芳 辰州人	夏国宝 西江人	尹思正 西江人	袁绍安 西江人

小仓公康叔达
任州南昌府仪名康，乐初安任，仓满苏龙达。

王玉庆 西江人	涂洪 西江	徐恭 西江
董道 扬州人	雷善 太平人	
蓍谷雪岩	郑宗和 西江人	邹用霖 西江人

梓桑君针道传宗图

宏纲先生曰：大匠诲人，能与人规矩，不能使人巧。会用工针法四十年于兹矣，间有不鄙，相与讲明者，每设法开悟，惟恐人之不达也。初尝著《广爱书》一十二卷，为诗为赋，自谓颇无余蕴，又虑其浩瀚广漠，或者厌繁而习倦，卒不能底于成。道以言而传，文以言而诲。于是择其必须熟记者，纂为《广爱书括》，斯亦约矣。犹虑不知入门之要，致有窥墙之叹。故复独取一百一十九穴，为诗为图，仍集治病要穴，总成一帙，以为学者之规矩。此所谓约之又约者，可不谨识而习熟之乎？若夫神圣工巧，出于骊黄牝牡之外者，是又在于心领意会，随时变通。盖有难言传者，当候其真，积力久而自得之可也。故作是书，以示后学。

百穴法歌

手之太阴经属肺，尺泽肘中约纹是，
列缺侧腕寸有半，经渠寸口陷脉记，
太渊掌后横纹头，鱼际节后散脉里，
少商大指内侧寻，爪甲如韭此为美。

手阳明经属大肠，食指内侧号商阳，
本节前取二间定，本节后勿三间忘，
歧骨陷中寻合谷，阳溪腕中上侧详，
三里曲池下三寸，曲池曲肘外辅当，
肩髃肩端两骨觅，五分夹孔取迎香。

足阳明兮胃之经，头维本神寸五分。
颊车耳下八分是，地仓夹吻四分临，
伏兔阴市上三寸，阴市膝上三寸针，
三里膝下三寸取，上廉里下三寸主，
下廉上廉下三寸，解溪腕上系鞋处，
冲阳陷谷上二寸，陷谷庭后二寸举，
内庭次指外间求，厉兑如韭足次趾。

足之太阴经属脾，隐白大趾内角宜，
大都节后白肉际，太白后一下一为。
公孙节后一寸得，商丘踝下前取之，
内踝三寸阴交穴，阴陵膝内辅下施。

手少阴兮心之经，少海肘内节后明，
通里腕后才一寸，神门掌后兑骨精。

手太阳兮小肠索，小指之端取少泽，
前谷外侧本节前，后溪节后仍外侧，
腕骨腕前起骨下，阳谷兑下腕中得，
小海肘端去五分，听宫耳珠如菽侧。

太阳膀胱何处看，睛明目眦内角畔，
攒竹两眉头陷中，络却后发四寸半，
肺俞三椎膈俞七，肝俞九椎之下按，
肾俞十四椎下旁，膏肓四五三分等，
委中膝腘约纹中，承山腨下分肉断，
昆仑踝下后五分，金门踝下陷中撰，
申脉踝下筋骨间，可容爪甲慎勿乱。

少阴肾兮安所觅，然谷踝前骨下识，

太溪内踝后五分，照海踝下四分的，
复溜内踝上二寸，向后五分太溪直。

手厥阴兮心包络，曲泽肘内横纹作，
间使掌后三寸求，内关二寸始无错，
大陵掌后两筋间，中冲中指之端变。

手少阳兮三焦论，小次指间名液门，
中渚次指本节后，阳池表腕有穴存，
腕后二寸外关络，支沟腕后三寸闻，
天井肘上一寸许，角孙耳廓开口分，
丝竹眉后陷中按，耳门耳阙非虚文。

足少阳胆取听会，耳前陷中分明揣，
目上入发际五分，临泣之穴于斯在，
目窗泣上一寸存，风池后发际中论，
肩井骨前看寸半，带脉肋下寸八分，
环跳髀枢寻宛宛，风市髀外两筋显，
阳陵膝下一寸求，阳辅踝上四寸远，
绝骨踝上三寸从，丘墟踝前有陷中，
临泣侠溪后寸半，侠溪小次歧骨缝。

厥阴肝经果何处，大敦踇趾有毛聚，

行间骨尖动脉中，太冲节后有脉据，
中封一寸内踝前，曲泉纹头两筋著，
章门脐上二寸量，横取六寸看两旁，
期门乳旁一寸半，直下寸半二肋详。

督脉水沟鼻柱下，上星入发一寸者，
百会正在顶之巅，风府后发一寸把，
哑门后发际五分，大椎第一骨上存，
腰俞二十一椎下，请君仔细详经文。

任脉中行正居腹，关元脐下三寸录，
气海脐下一寸半，神阙脐中随所欲，
水分脐上一寸求，中脘脐上四寸取，
膻中两乳中间索，承浆宛宛唇下搜。

折量法

　　臣瑾曰：夫针灸之术，其旨微矣。穴法之讹，其来远矣。如背俞、膏肓数穴，皆起死回生之要穴，而折量分寸皆致讹谬。臣获善同陈先生亲授，一穴一法毫厘有据。且如背俞，前贤书中皆云夹脊各寸半是，共折三寸，分二旁取之。殊不知言夹脊，其夹字是除骨而言。若带脊骨，当以两旁各二寸，共折四寸分两旁。又如膏肓二穴，当除第一椎小骨不算。若连第一椎数下，当在五椎下两旁各三寸半，共折七寸分两旁，按其酸疼处乃是真穴。臣每依此灸疗，多获痊愈。又折量之法，世俗盗学，妄传自头部、背部、手足背，一概用"同身寸"量之，殊不知头部有头部之尺寸，腹部有腹部之尺寸，横直尺寸俱不同，各有其要，惟背部、手足部并用同身寸取之。学者于兹，不可不注意焉，故书此以正之。

头部

　　前发际至后发际折作十二节，为一尺二寸。前发际不明者，取眉心上行三寸；后发际不明者，取大椎上行三寸；前后发际不明者，共折作一尺八寸。

横寸以眼内眦角比至外眦角，为一寸。头部横寸并用此法。

神庭至曲差、曲差至本神、本神至头维，各一寸半。自神庭至头维共四寸半。

背部

大椎穴下至尾骶，共二十一椎，通折作三尺。

上七椎，每椎一寸四分一厘，共九寸八分七厘。

中七椎，每椎一寸六分一厘。

十四椎与脐平，共二尺一寸一分四厘。

下七椎，每椎一寸二分六厘。

第二行夹脊，各寸半，除脊一寸，共折作四寸，分两旁。第三行夹脊各三寸，除脊一寸，共折作七寸，分两旁。

腹部

横寸：膺部、腹部并用乳间横折作八寸。腹部应有横寸，悉依上法。

直寸：中行心蔽骨下至脐共折作八寸。人若无心蔽骨者，取歧骨下至脐心，共折九寸取之。

脐中至毛际横骨，折作五寸。

天突至膻中为准，折作六寸八分，下行一寸六分，为中庭。上取天突，下至中庭，共折作八寸四分。

手足部

并用同身寸取之。

补泻手法

臣瑾曰：夫针灸有劫病之功者，在于手法而已。倘穴不得其真，功罔奏矣；穴得真矣，补泻不得其道，亦徒然矣。宏纲先生有曰：世俗所谓补泻之法，补者，以大指向外；泻者，以大指向内，此谬之甚矣。世医之所谓泻，针法之所谓补也；其补者，针法之所谓泻也。孰不知补泻之法，体之左，有左补泻之法；右，有右补泻之法，随气血所行而治之。不合其理，孰为其治？又曰：《素问》内言针而不灸，灸①而不针。庸医针而复灸，灸而复针。后之医者不明轩岐之道，针而复灸，灸而复针者有之。孰不知书中所言某穴在某处，或针几分，灸几壮。此言若用针，当用几分；若用灸，当灸几壮。谓其穴灸者不可复针，针者不可复灸。今之医者，凡灸必先灸三壮，乃用针，复灸数壮谓之透，火艾之说是，不识书中之意，不明轩岐之旨，深可慨也。传曰：愚而好自用，良有以也。昔宏纲先生亦常言，惟腹上用针，随灸数壮，以固其穴亦可，他处忌之，不可以一例

---

① 灸：原无，据文义补。

用之。此医家权变之说也，不可不知。

泻诀直说

臣瑾曰：宏纲先生授曰：取穴即正，左手大指掐其穴，右手置针于穴上，令患人咳嗽一声，随咳纳针至分寸。候数穴针毕，停少时用右手大指及食指持针，细细动摇进退，搓捻其针如手颤之状，谓之"催气"。约行五六次，觉针下气紧。却用泻法，如针左边，用右手大指食指持针，以大指向前，食指向后，以针头轻提往左转。如有数针，候依此法俱转毕。仍用右手大指食指持针，却用食指连搓三下，谓之"飞"。仍轻提往左转，略退针半分许，谓之"三飞一退"。依此法行至五六次，觉针下沉紧是气至极矣，再轻提往左转一二次。如针右边，以左手大指食指持针，以大指向前，食指向后，依前法连搓三下，轻提针头往右转，是针右边泻法。欲出针时，令病人咳一声，随咳出针，此谓之泻法也。

补诀直说

臣瑾曰：昔宏纲先生授曰：凡人有疾，皆邪气所凑，虽病人瘦弱，不可专行补法。经曰："邪之所凑，其气必虚。"如患赤目等疾，明见其为邪热所致，可专行泻法。其余诸疾，只宜平补平泻。须先泻后补，谓之先泻其邪，后补真气。此乃先生不传之秘诀也。如人有疾，依前法针，用手法催气、取气，泻之既毕，却行补法。令病人吸气一口，随吸转针，如针左边，捻针头转向右边，以我之右手大指食指持针，以食指向前，大指向后，仍捻针深入一二分，使真气深入肌肉之分。如针右边，捻针头转向左边，以我之左手大指食指持针，以食指向前，大指向后，仍捻针深入一二分。如有数穴，依此法行之即毕，停少时，却用手指于针头上轻弹三下，如此三次。仍用我之左手大指食指持针，以大指连搓三下谓之"飞"，将针深进一二分，以针头转向左边，谓之"一进三飞"。依此法行至五六次，觉针下沉紧，或针下气热，是气至足矣。令病人吸气一口，随吸出针，急以手按其穴，此谓之补法也。

百会 在顶中陷中，容豆许。去前发际五寸、后发际七寸。灸七壮至七七。

上星 在鼻上入发际一寸。针三分，以细三棱针泻诸阳气、热气。可灸七壮，不宜多，若频灸拔气上，目不明。

目窗 在临泣后一寸。灸五壮，针三分。三度刺，目大明。

临泣 在目上直入发际五分陷中。针三分，灸五壮。

风府 在头后发际上一寸，大筋内宛宛中。针四

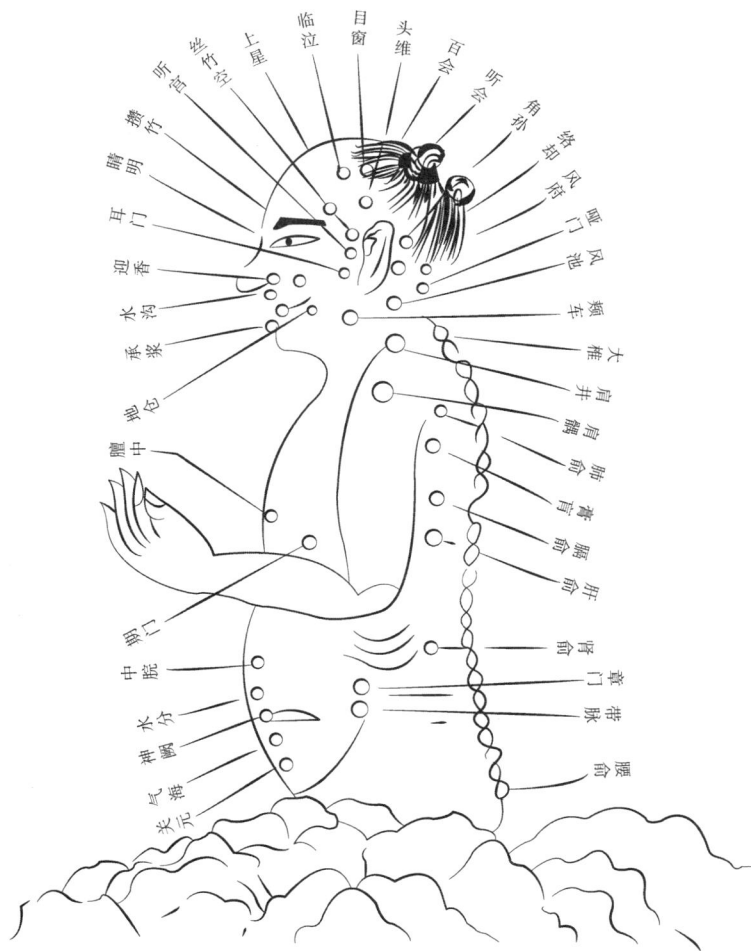

穴法图

分，禁灸。灸之使人失音。或七壮。

哑门　在项后入发五分宛宛中，仰头取之。针三分，禁灸。灸之令人哑。

风池　在脑空下，发际陷中。针一寸二分，灸不及针，日七壮至百壮，炷不用大。

络却　在脑后发际上，两旁起肉上各一寸三分，脑后枕骨，夹脑户，自发际上四寸半。针三分，灸三壮。

角孙　在耳廓中间上，开口有空。针八分，灸三壮。

肩井　在缺盆上，大骨前寸半，以三指按，当中指下陷中。只可针五分。若深令人闷倒，速三里下气。

肩髃　在肩端两骨间有陷宛宛中，举臂取之。针八分，灸五壮。可日七至二七。

睛明　在目眦内角。针寸半。雀目者可久留针，然后速出。禁灸。

攒竹　在两眉头小陷宛宛中。针三分。三度刺，目大明。宜锋针出血。

丝竹空　在眉后陷中。针三分，宜泻不宜补。禁灸。灸之使人目小无所见。

头维　在额角，入发际，本神旁寸半，去曲鬓一寸。针三分，禁灸。

迎香　在鼻孔旁五分。针三分，不灸。

颊车　在耳下八分，近前曲颊端上陷中。针四分，灸日七壮至七七。

听会　在耳微前陷中，上关下一寸，动脉宛宛中，开口取之。针七分，不补。日五壮至三七壮。

听宫　在耳中珠子，大如赤小豆。针三分，灸三壮。

耳门 在耳中起肉，当耳铎陷中。针三分，禁灸。有病不过三壮。

地仓 在夹口吻四分之处，近下有脉微微动是也。针三分半，灸日七、二七，重者七。

水沟 在鼻柱下，沟中央。针四分，灸不及针。水肿惟得针。此日三壮至二百壮。

承浆 在颐前唇棱下宛宛中。针三分，灸日七壮至七七炷，依小箸头大。

膻中 在两乳间折中而取之，有陷是穴，仰而取之。禁针，灸七壮止七七。

期门 在乳旁一寸半，直下又一寸半，第二肋端缝中，其寸用胸前寸折量。针四分，灸五壮。

中脘 去蔽骨尖四寸，下至脐中四寸，针八分，灸二七至百壮，止四百壮。

水分 在脐上一寸，水病灸之大良。禁针，针水尽即死。针八分，灸七壮至四百壮。

章门 在脐上二寸，两旁各六寸。其寸用胸前两乳间横折八寸，内之六寸，侧卧屈上足，伸下足取动脉。灸日七壮至二七壮。

带脉 在季胁下一寸八分，脐上二分，两旁各七寸半。针六分，灸七壮。

神阙 当脐中。禁刺，刺之使人脐中疡溃，屎出者死。灸百壮。

气海　当脐下一寸半宛宛中。针八分，灸百壮。

关元　在脐下三寸。自脐心至横骨通折五寸。针八分，灸百壮至三百。灸不及针。

大椎　在脊骨第一椎上陷者宛宛中。人发不明者，从此穴上行三寸。针五分，灸以年为壮。

肺俞　在第三椎下，两旁各二寸。灸百壮。针中之，二日卒。

膈俞　在第七椎下，两旁各二寸。灸百五壮。

肝俞　在第九椎下，两旁各二寸。灸七壮，针中之，五日卒。

肾俞　在第十四椎下，与脐平，两旁各二寸。灸以年为壮。针中之，六日卒。

膏肓　在第五椎下，两旁各三寸半，四肋三间，去髀①骨容侧指许。灸百壮止一千。

腰俞　在二十一椎下。自大椎至此折三尺。舒身，以腹挺地，两手相重支额，纵四体后乃取之。针八分，灸七壮至七七。

寅　手太阴肺经

尺泽　在肘中约纹上，两筋间动脉。针三分，不可

---

① 髀：原为"脾"，据文义改。

针深，灸五壮。

列缺　在手侧腕上寸半，以手交中指头末，两筋两骨罅中。针三分，灸七七壮。

经渠　在寸口陷中，动脉应手。针二分，禁灸。

太渊　在掌后内侧横纹头动脉。针二分，灸三壮。

鱼际　在大指本节后白肉际，针三分。

少商　在手大指内侧，去爪甲如韭叶。针一分，禁灸。可锋针。

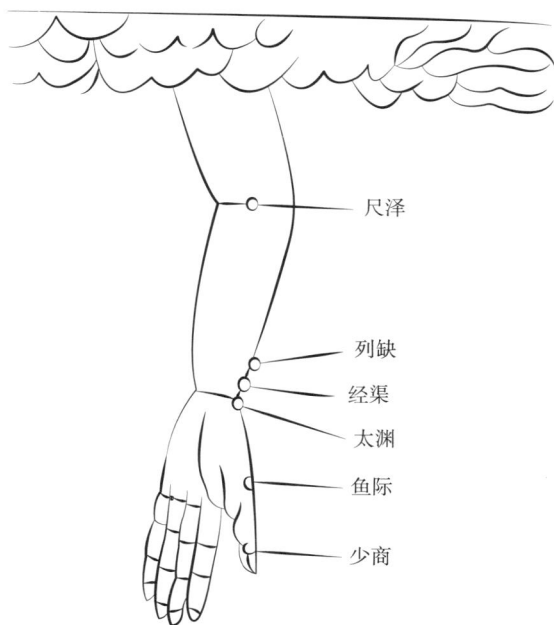

尺泽

列缺
经渠
太渊
鱼际
少商

手太阴肺经

卯　手阳明大肠经

商阳　在手大指次指内侧，去爪甲角如韭叶。针一分，灸三壮。

二间　在手大指次指本节前，内侧陷中。针三分，灸三壮。

三间　在手大指次指本节后，内侧陷中。针三分，灸三壮。

合谷　在手大指次指歧骨间陷中。针三分，灸三壮。孕妇不可针。

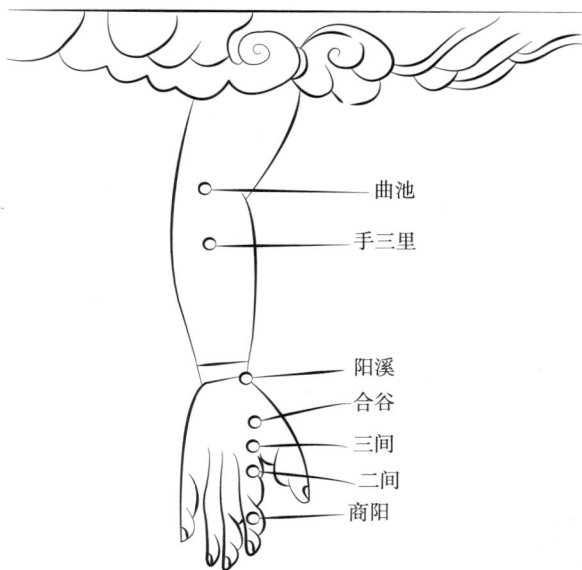

手阳明大肠经

阳溪 在手腕中上侧，两筋间陷中。针三分，灸三壮。

手三里 在曲池下三寸，按之肉起，兑肉端。针三分，灸三壮。

曲池 在肘外辅骨，屈肘横纹头陷中，拱胸取之。针七分，灸七壮，可日七至二百。

辰　足阳明胃经

伏兔 在阴市上三寸，循起肉，坐而取之。针三分，禁灸。

阴市 在膝盖上三寸，拜而取之。针三分，不灸。

三里 在膝盖下三寸，胻骨间，大筋内，坐而取之。针八分，灸止百壮。

上廉 在三里下三寸，两筋两骨罅陷宛宛中，蹲坐取。针三分。

下廉 在上廉下三寸，取穴法与上廉同。针三分，并灸七壮。

解溪 在冲阳后寸半，腕上系鞋带处取之。针五分，灸三壮。

冲阳 在足跗上，去陷谷二寸，骨间动脉是穴。针五分，灸三壮。

陷谷 在足大趾次趾外间本节后陷中，去内庭二寸。针三分，灸三壮。

内庭　在足大趾次趾外间陷中，针三分，灸三壮。

厉兑　在足大趾次趾端。去爪甲如韭叶。针一分，灸一壮。

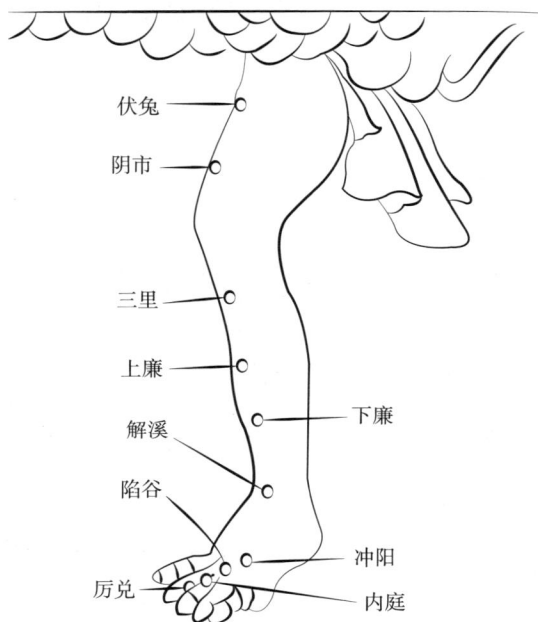

足阳明胃经

巳　足太阴脾经

隐白　在足大趾端内侧，去爪甲如韭叶。月事不止，刺之立愈。针二分，灸三壮。

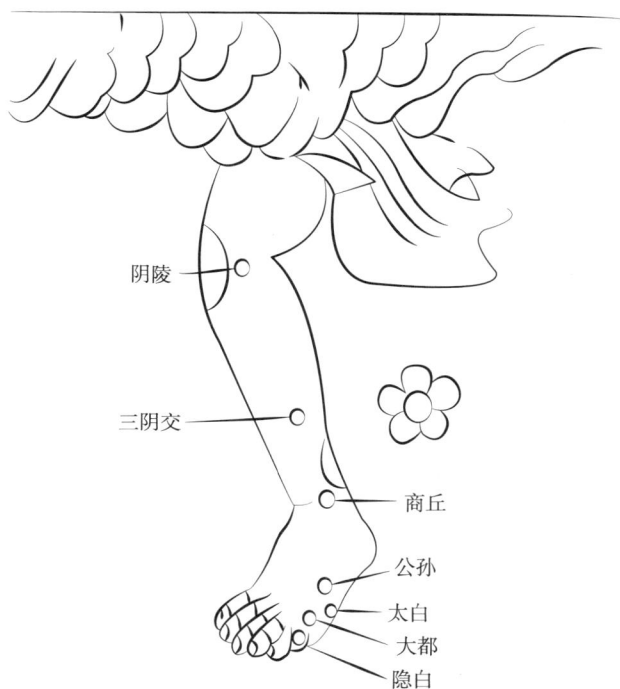

足太阴脾经

大都 在足大趾本节后内侧，白肉际陷中。针三分，灸三壮。

公孙 在足大趾本节后一寸。针四分，灸三壮。

太白 在足大指内侧，大都后一寸、下一寸。针三分，灸三壮。

商丘 在内踝下微前陷中，前有中封，后有照海，其穴居中。针三分，灸三壮。

三阴交 在内踝上，除踝，上三寸，骨下陷中，针三分，灸三壮。

阴陵泉　在膝下内侧，辅骨下陷中，针三分，灸三壮。对阳陵泉而稍高一寸许，屈膝取之。针五分，灸七壮。

午　手少阴心经

少海　在肘内节后，去肘端五分，屈肘取之。针三分，灸三壮。

通里　在腕后一寸陷中，针三分，灸七壮。

神门　在掌后兑骨端陷中。针三分，灸七壮，炷如小麦。

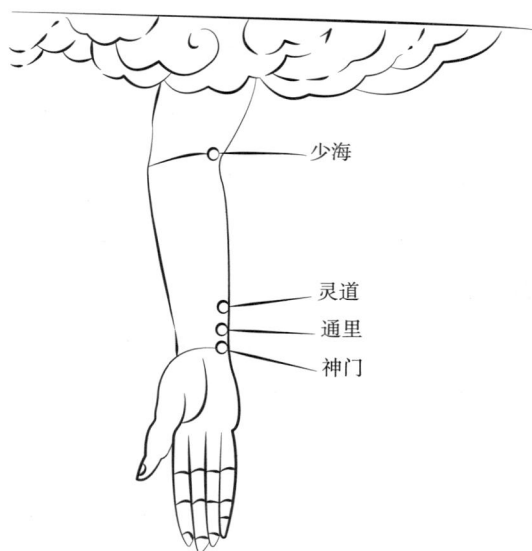

手少阴心经

灵道 在掌后寸半。

未 手太阳小肠经

少泽 在手小指端，去爪甲一分陷中。针一分，灸一壮。

前谷 在手小指外侧本节前陷中。针一分，灸三壮。

后溪 在手小指外侧本节后陷中。针一分，灸三壮。

腕骨 在手后侧腕前起骨下陷中，有歧骨罅缝。针二分，灸三壮。

阳谷 在手外侧腕中兑骨下陷中。针一分，灸三壮。

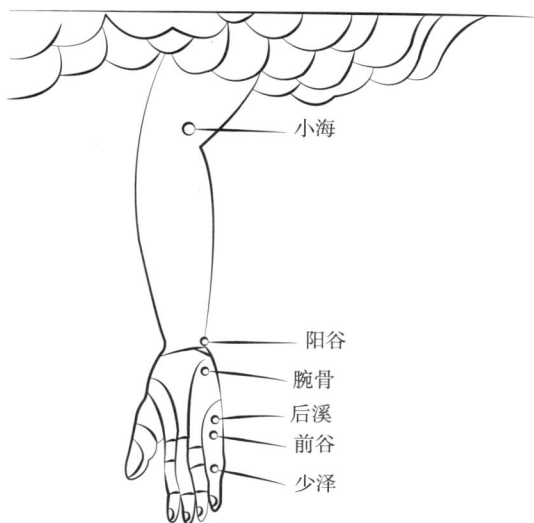

小海

阳谷
腕骨
后溪
前谷
少泽

手太阳小肠经

小海 在肘内大骨外，去肘端五分陷中，屈肘向头取之。针三分，灸三壮。

申　足太阳膀胱经

委中 在足腘中央两筋间，约纹中动脉应手，针八分。

承山 在腿肚尖下分肉间陷中。针八分，灸不及针，止七七。

昆仑 在足外踝后五分，跟骨陷中。针三分，灸三壮。

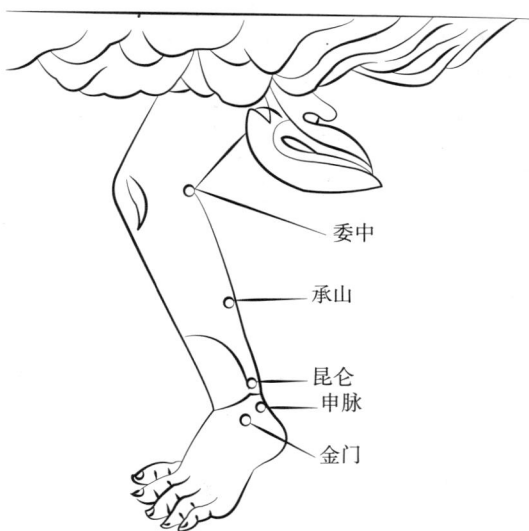

委中
承山
昆仑
申脉
金门

足太阳膀胱经

申脉　在外踝下陷中，容爪甲白肉际前后有筋，上有踝骨，下有软骨，其穴居中。针三分。

　　金门　在外踝下稍后，丘墟后，申脉前。针一分，灸三壮，炷如小麦。

酉　足少阴肾经

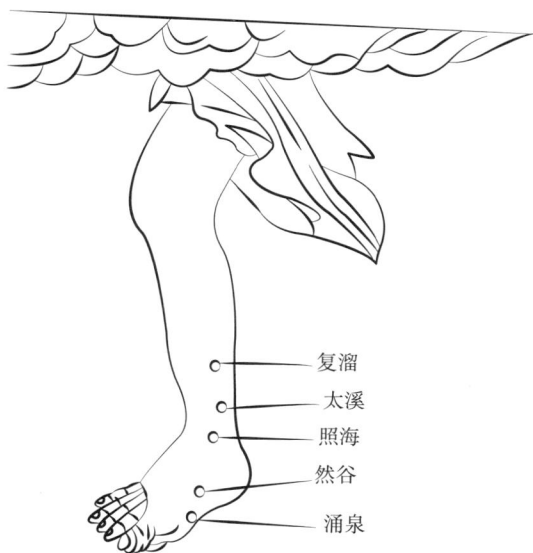

复溜
太溪
照海
然谷
涌泉

足少阴肾经

　　然谷　在内踝前起大骨下陷中。针三分，灸三壮。不宜见血。

　　太溪　在内踝后五分，跟骨上有动脉。针三分，灸三壮。

照海　在内踝下四分，前后有筋，上有踝骨，下有软骨，其穴居中。针三分，灸七壮。

　　复溜　在内踝上，除踝二寸，踝后五分，与太溪相直。针三分，灸三壮。

　　涌泉　在足，屈足蜷①趾取之，宛宛中，白肉际。

戊　手厥阴心包经

　　曲泽　在肘内廉陷中，屈肘取之，大筋内侧横纹中动脉。针三分，灸三壮。

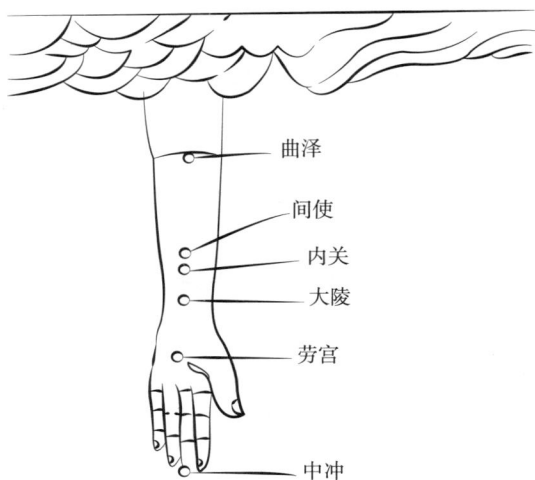

手厥阴心包经

---

① 　蜷：原为"卷"，据文义改。

间使 在手掌后，横纹上三寸，两筋间陷中，去腕后三寸。针三分，灸五壮。

内关 在手掌后横纹上二寸，两筋间。针五分，灸三壮。

中冲 在手中指端，去爪甲如韭叶，针一分，灸一壮。

大陵 在掌后横纹中，两筋间陷中。针五分，灸五壮。

劳宫 在掌心，屈指取之，在无名指尖尽处是穴。

亥 手少阳三焦经

液门 在手小指次指间，屈拳取之。针三分，灸三壮。

中渚 在手小指次指本节后陷中。针三分，灸三壮。

阳池 在手表腕上，同骨陷中。针二分，不宜多灸，可三壮。

外关 在腕后二寸，两骨间陷中。针三分，灸五壮。

支沟 在腕后三寸，两骨间陷中。针二分，灸二七壮。

天井 在肘外大骨后，肘上一寸，两筋间陷中。又手按膝头取之，屈肘取亦可。针一寸，灸三壮。

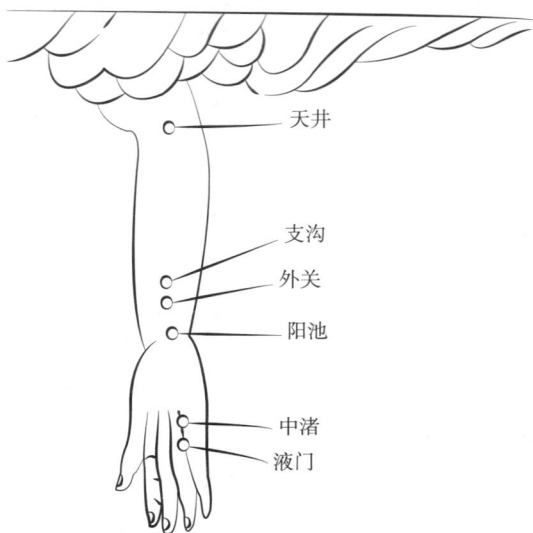

手少阳三焦经

子 足少阳胆经

环跳 在髀枢中，即砚子骨下宛宛中也。侧卧伸下足、屈上足取。针二寸，灸五壮，止五十壮。

风市 在膝上外侧两筋间，直舒手着腿，当中指尽头陷中。

阳陵 在膝下一寸，外廉陷中，膝下外尖骨前六分。灸七壮。

阳辅 在外踝上，除骨四寸，辅骨前，绝骨端如前三分，去丘墟七寸。针五分，灸三壮。

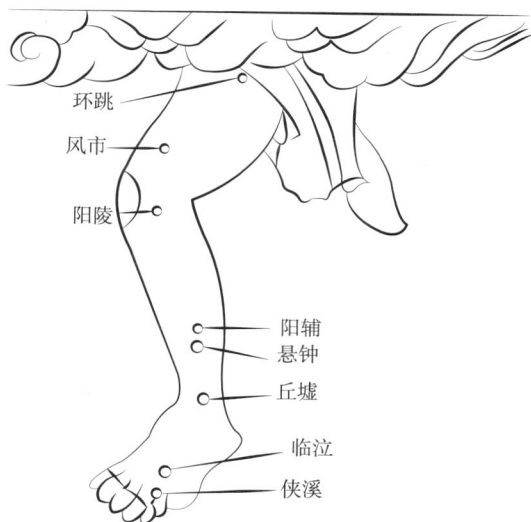

足少阳胆经

悬钟　一名绝骨。虽曰外踝上除踝三寸，必以绝陇处为穴。针六分，灸五壮。

丘墟　在外踝如前陷中，去临泣三寸。针五分，灸三壮。

临泣　在足小趾次趾本节后陷中，去侠溪寸半。针一分，灸三壮。

侠溪　在足小趾次趾歧骨间本节陷中。针一分，灸三壮。

丑　足厥阴肝经

大敦　在足大指端去爪甲如一韭叶计。针二分，灸三壮。

行间　在足大趾本节前，上下有筋，前后有小骨尖，其穴居陷中，有动脉应手。针六分，灸三壮。

太冲　在大趾后内间，有络亘连，横至地五会二寸，骨缝罅间，动脉应手陷中。针三分，灸五壮。

中封　在内踝前一寸，贴大筋后，仰足伸足取而得之。针四分，灸三壮。

曲泉　在膝内辅骨下，大筋上、小筋下陷中，屈膝取之，当膝屈腘，横纹头内外两筋间宛宛中。针六分，灸三壮。

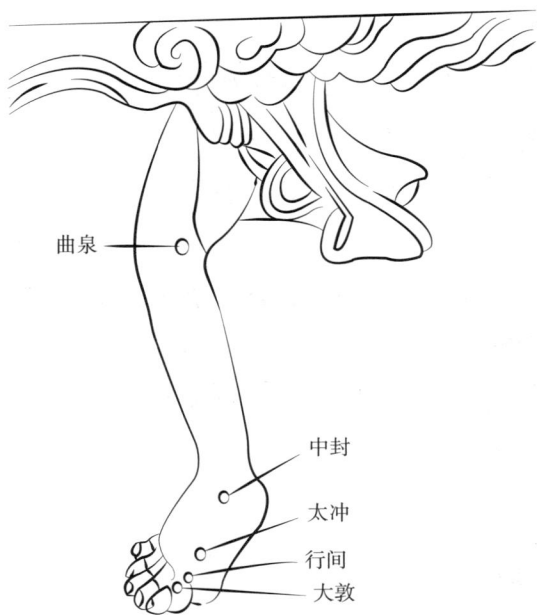

足厥阴肝经

灸四花穴法

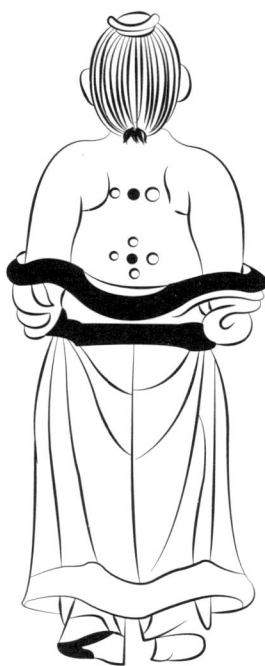

灸四花穴法

白圈是灸处　黑点不是灸处

第一次二穴

先令患人平身正立。取一细绳，用蜡蜡之，勿令展缩。以绳头于男左女右脚大踇趾端比齐，顺脚底下缠定，引绳至脚跟，直上脚肚，至曲瞅中大横纹截断。令患人解发分两边，要见头缝，自囟门平分至脑后。乃平身正坐，将先比绳子一头于鼻端上按定，引绳向上，循头缝至脑后，贴肉垂下，当脊骨正中绳头尽处，以墨点记之。妇人缠足者，不遂生成自然之理，若以足量，必定不及也。当于右肩髃穴点定，以绳头按其穴上，伸手引绳向下至中指尽处截断是穴。男子亦可。

却令患人合口，以短蜡绳一头自左角按定，勾起绳子向上至鼻根，斜下至口右角作△，

此样就齐口角截断，将此绳展，令直折取中，以墨点记之。将于先脊骨墨点处，以绳子上中心墨点，正压脊骨墨点上，两头取，手勿令高下，于绳子两头，以墨圈记之。此是二穴也。

以上是第一次点二穴。

次二穴

令患人平身正坐，稍缩臂膊，取一蜡绳绕项，自大

椎骨上挂住，向前双垂与鸠尾尖齐鸠尾是心蔽骨。人无心蔽骨者，从胸前歧骨下量取一寸，即是鸠尾也，即双截断，就转绳头向项后，将绳当喉咙结骨上按住，以其绳夹项双垂，循脊骨上，正中绳头尽处，以墨点记之。

却令患人合口，以短蜡绳于口上横量如一字样，齐两吻截断，如前折中于脊骨上墨点处，横量如前法，绳子两头尽处，以墨圈记之。此是"四花穴"横二穴也。

以上是第二次点穴，通前共四穴。同时灸，各七壮至二七壮，至百二十壮或一百五十壮为妙。候火疮发时，方依后法灸二穴。

又次二穴

以第二次量口吻短绳子，于第二次双绳头尽处脊骨上墨点处，以短绳中墨点压脊骨上墨点，上下直放，务要中正。相停于上下，绳头尽处，以墨圈记之。此是"四花穴"上下二穴也。

以上是第三次点穴，谓之"四花穴"。灸两穴各百壮，三次共六穴。取火日灸之，惟用三月三日艾最佳。百日内慎饮食、房室，安心静处将息。若一月后仍觉未瘥，复于初穴上再灸。

诸风部

偏风半身不遂：肩髃、曲池、列缺、合谷、手三里、环跳、风市、三里、委中、绝骨、丘墟、阳陵泉、昆仑、照海。

足无膏泽：上廉。

左瘫右痪：曲池、阳溪、合谷、中渚、三里、阳辅、昆仑。

肘不能屈：腕骨。

偏肿：列缺、冲阳。

身体反折：肝俞。

中风肘挛：内关。

目戴上：丝竹空。

吐涎：丝竹空、百会。

不识人：水沟、临泣、合谷。

脊反折：哑门、风府。

风痹：天井、尺泽、少海、委中、阳辅。

惊痫：尺泽一壮、少冲、前顶、束骨。

风痫：神庭、百会、前顶、涌泉、丝竹空、神阙一壮、鸠尾三壮。

风劳：曲泉、膀胱俞七壮。

风痓：百会三壮、肝俞三壮、脾俞三壮、肾俞年为壮、膀胱俞。

风眩：临泣、阳谷、腕骨、申脉。

中风：临泣、百会、肩井、肩髃、曲池、天井、间使、内关、合谷、风市、三里、解溪、昆仑、照海。

口眼㖞：列缺、太渊、二间、申脉、内庭、行间、通谷、地仓、水沟、颊车、合谷。

喑哑：支沟、间使、合谷、鱼际、灵道、阴谷、复溜、然谷、通谷。

口禁不开：颊车、承浆、合谷。

凡患风痫疾发则僵仆在地：灸风池、百会。

黄帝问岐伯曰："凡人中风、半身不遂，如何灸之？"答曰："人未中风时两月前或三五个月前，非时足胫上忽发酸疼颊痹，良久方解，此将中风之候也，便须急灸三里与绝骨穴四处各三壮，后用薄荷及桃柳叶煎汤淋洗灸疮，令驱逐风气于疮口中出也。"灸疮若春好，秋更灸；秋好，春更灸，常令二足上有灸疮为妙。凡人不信此法，或饮食不节，酒色过度，忽中此风，言语謇涩，半身不遂，宜于七处各灸三壮。如风在左灸右，在右灸左：一百会、二耳前发际、三肩井、四风市、五三里、六绝骨、七曲池。

上七穴神效极多，依法灸之，万无一失也。

黄帝灸法，疗中风、眼戴上及不能语者：灸第二椎并五椎上各七壮，同灸，炷如半枣核大。

伤寒部

身热头疼：攒竹、大陵、神门、合谷、鱼际、中渚、液门、少泽、委中、太白。

洒淅恶寒、寒栗鼓颔：鱼际。

身热：陷谷、吕细足寒至膝乃出针、三里、复溜、侠溪、公孙、太白、委中、涌泉。

寒热：风池、少海、鱼际、少冲、合谷、复溜、临泣、太白。

伤寒汗不出：风池、鱼际、经渠各泻、二间。

过期不解：期门。

余热不尽：曲池、三里、合谷。

腹胀：三里、内庭。

阴证伤寒：灸神阙二三百壮。

大热：曲池、三里、复溜。

呕哕：百会、曲泽、间使、劳宫、商丘。

腹寒热气：少冲、阴陵、商丘、太冲、三阴交、行间、隐白。

发狂：百劳、间使、合谷、复溜。

不省人事：中渚、三里、大敦。

秘塞：照海、章门。

小便不通：阴谷、阴陵。

痰喘咳嗽部

咳嗽：列缺、经渠、尺泽、鱼际、少泽、前谷、三里、解溪、昆仑、肺俞百壮、膻中七壮。

咳嗽饮水：太渊。

引两胁痛：肝俞。

引尻痛：鱼际。

咳血：列缺、三里、肺俞、百劳、乳根、风门、肝俞。

唾血内损：鱼际泻、尺泽补、间使、神门、太渊、劳宫、曲泉、太溪、然谷、太冲、肺俞百壮、肝俞三壮、脾俞三壮。

唾血振寒：太溪、三里、列缺、太渊。

呕血：曲泽、神门、鱼际。

唾脓：膻中。

唾浊：尺泽、间使、列缺、少商。

呕吐：曲泽、通里、劳宫、阳陵、太溪、照海、太冲、大都、隐白、通谷、胃俞、肝俞。

呕，食不化：太白。

呕逆：大陵。

呕哕：太渊。

喘呕欠伸：经渠。

上喘：曲泽、大陵、神门、鱼际、三间、商阳、解溪、昆仑、膻中、肺俞。

数欠而喘：太渊。

咳喘隔食：膈俞。

喘满：三间、商阳。

肺胀膨膨，气抢胁下热满痛：阴都灸、太渊、肺俞。

喘息不能行：中脘、期门、上廉。

诸虚百损，五劳七伤，失情劳证：肩井、大椎、膏肓、脾俞、胃俞、肺俞、下脘、三里。

传尸骨蒸肺痿：膏肓、肺俞、四花穴。

干呕：间使三十壮、胆俞、通谷、隐白，灸乳下一寸半。

噫气：神门、太渊、少商、劳宫、太溪、陷谷、太白、大敦。

痰涎：阴谷、然谷、复溜。

结积留饮：膈俞、通谷灸。

诸般积聚部

气块冷气、一切气痰：气海。

心气痛连胁：百会、上脘、支沟、大陵、三里。

心下如杯：中脘、百会。

结气上喘及伏梁气：中脘。

胁下积气：期门。

血结如杯：关元。

奔豚气：章门、期门、中脘、巨阙、气海百壮。

气逆：尺泽、商丘、太白、三阴交。

喘逆：神门、阴陵、昆仑、足临泣。

噫气上逆：太渊、神门。

咳逆：支沟、前谷、大陵、曲泉、三里、陷谷、然谷、行间、临泣、肺俞。

咳逆无所出者：先取三里，后取太白。三里、鱼际、太溪、窍阴、肝俞。

咳逆振寒：少商、天突灸三壮。

久病咳：少商、天突灸三壮。

厥气冲腹：解溪、天突。

短气：大陵、尺泽。

少气：间使、神门、大陵、少冲、三里、下廉、行间、然谷、至阴、肝俞、气海。

欠气：通里、内庭。

诸积：三里、阴谷、解溪、通谷、上脘、肺俞、膈俞、脾俞、三焦俞。

腹中气块：块头上一穴，针二寸半，灸二七壮；块中一穴，针一二寸，灸三七壮；块尾一穴，针三寸半，灸七壮。

胸腹膨胀气喘：合谷、三里、期门、乳根。

灸哮法：天突、尾窍骨尖。

又背上一穴，其法以线一条套颈上，垂下，至鸠尾尖上截断，牵往后脊骨上，线头尽处是穴。灸七壮，妙。

腹痛胀满部

腹痛：内关、三里、阴谷、阴陵、复溜、太溪、昆仑、陷谷、行间、太白、中脘、气海、膈俞、脾俞、肾俞。

食不下：内关、鱼际、三里。

小腹急痛不可忍及小肠气、外肾吊、疝气、诸气痛、心痛：灸足大指次指下中节，横纹当中，灸五壮。男左女右极妙，二足皆灸亦可。

小腹胀痛：气海。

绕脐痛：水分、神阙、气海。

小腹痛：阴市、承山、下廉、复溜、中封、大敦、小海、关元、肾俞随年壮。

夹脐痛：上廉。

脐痛：曲泉、中封、水分。

引腰痛：太中①、太白。

腹满：少商、阴市、三里、曲泉、昆仑、商丘、通谷、太白、大都、隐白、陷谷、行间。

---

① 太中：疑为"太冲"。

腹胁满：阳陵、三里、上廉。

心腹胀满：绝骨、内庭。

小腹胀满痛：中封、然谷、内庭、大敦。

腹胀：尺泽、阴市、三里、曲泉、阴谷、阴陵、商丘、公孙、内庭、太溪、太白、厉兑、隐白、膈俞、肾俞、中脘、大肠俞。

胀而胃痛：膈俞。

腹坚大：三里、阴陵、丘墟、解溪、冲阳、期门、水分、神阙、膀胱俞。

寒热坚大：冲阳。

臌胀：复溜、中封、公孙、太白、水分、三阴交。

腹寒不食：阴陵泉。

痰癖腹寒：三阴交。

腹鸣寒热：复溜。

胸腹膨胀气鸣：合谷、三里、期门。

心脾胃部

心痛：曲泽、间使、内关、大陵、神门、太渊、太溪、通谷、心俞百壮、巨阙七壮。

心痛食不化：中脘。

胃脘痛：太渊、鱼际、三里、两乳下各一寸各三十壮膈俞、胃俞、肾俞随年壮。

心烦：神门、阳溪、鱼际、腕骨、少商、解溪、公孙、太白、至阴。

烦渴心热：曲泽。

心烦怔忡：鱼际。

卒心疼不可忍，吐冷酸水：灸足大趾次趾内纹中各一壮，炷如小麦大，立愈。

思虑过多，无心力，忘前失后：灸百会。

心风：心俞灸、中脘。

烦闷：腕骨。

虚烦口干：肺俞。

烦怨不卧：太渊、公孙、隐白、肺俞、阴陵泉、三阴交。

烦心喜噫：少商、太溪、陷谷。

心痹悲恐：神门、大陵、鱼际。

懈惰：照海。

心惊恐：曲泽、天井、灵道、神门、大陵、鱼际、二间、液门、少冲、百会、厉兑、通谷、巨阙、章门。

嗜卧：百会、天井、三间、二间、太溪、照海、厉兑、肝俞。

嗜卧不言：膈俞。

不得卧：太渊、公孙、隐白、肺俞、阴陵泉、三阴交。

支满不食：肺俞。

振寒不食：冲阳。

胃热不食：下廉。

胃胀不食：水分。

心恍惚：天井、巨阙、心俞。

心喜笑：阳溪、阳谷、神门、大陵、列缺、鱼际、劳宫、复溜、肺俞。

胃痛：太渊、鱼际、三里、肾俞、肺俞、胃俞、两乳下灸，一寸，各二十壮。

翻胃：先取下脘，后取三里泻、胃俞、膈俞百壮、中脘、脾俞。

噎食不下：劳宫、少商、太白、公孙、三里、中魁在中指第二节尖、膈俞、心俞、胃俞、三焦俞、中脘、大肠俞。

不能食：少商、三里、然谷、膈俞、胃俞、大肠俞。

不嗜食：中封、然谷、内庭、厉兑、隐白、阴陵泉、肺俞、脾俞、胃俞、小肠俞。

食气、饮食间食臭：百会、少商、三里，灸膻中。

食多身疲：脾俞、胃俞。

脾寒：三间、中渚、液门、合谷、商丘、三阴交、中封、照海、陷谷、太溪、至阴、腰俞。

胃热：悬钟。

胃寒有痰：膈俞。

脾虚腹胀谷不消：三里。

脾病溏泻：三阴交。

脾虚不便：商丘。

胆虚呕逆热上气：三阴交三十壮。

心邪癫狂部

心邪癫狂：攒竹、尺泽、间使、阳溪。

癫狂：曲池、小海、少海、间使、阳溪、阳谷、大陵、合谷、鱼际、腕骨、神门、液门、冲阳、行间、京骨、肺俞百壮。

癫痫：攒竹、天井、小海、神门、金门、商丘、行间、通谷、心俞百壮、后溪、鬼眼四穴，在手大指、足大趾内侧爪甲角，其艾炷半在爪上、半在肉上，三壮极妙。

癫疾：上星、百会、风池、曲池、尺泽、阳溪、腕骨、解溪、申脉、昆仑、商丘、然谷、通谷、承山针三分速出，灸百壮。

狂言：太渊、阳溪、下廉、昆仑。

狂言不乐：大陵。

多言：百会。

癫狂，言语不择尊卑：灸唇里中央肉弦上一壮，炷如小麦大。又用钢刀割断更佳。

狂言数回顾：阳谷、液门。

喜笑：水沟、列缺、阳溪、大陵。

喜哭：百会、水沟。

目妄视：风府。

鬼击：间使、支沟。

鬼邪：间使。

仍针后十三穴：第一鬼宫即人中穴；第二鬼信手大指爪甲下入三分；第三鬼垒足爪甲下入肉二分；第四鬼心即太渊穴入半寸；未必并针，只五六穴即可知矣。若是邪蛊之精，便自言说论其由来。往验有实，立得精灵，未必须尽其命求去，与之男从左①起针，女从右起针。若数处不言，便通穴针之。第五鬼路即申脉穴，火针七锃，二三下；第六鬼枕大椎上入发际一寸；第七鬼床耳前发际穴；第八鬼市即承浆穴；第九鬼宫即劳宫穴；第十鬼堂即上星，火针七锃；第十一鬼藏阴下缝，灸三壮；第十二鬼臣即曲池，火针；第十三鬼封舌下一寸缝。依次而行，针灸并备主之。

见鬼：阳溪。

魇梦：商丘。

中恶不省：水沟、中脘、气海。

不省人事：三里、大敦。

发狂：少海、间使、神门、合谷、后溪、复溜、丝竹空。

狐魅神邪迷附癫狂：以两手两足大踇指趾，用绳缚定，艾炷着四处，尽灸一处。灸不到，其疾不愈，灸三

---

① 左：原为"尤"，据文义改。

壮即鬼眼穴。小儿胎痫、奶痫、惊痫亦依此法灸一壮，炷如小麦大。

卒狂：间使、后溪、合谷。

狂走：风府、阳谷。

瘛疭指掣：哑门、阳谷、腕骨、带脉。

呆痴：神门、少商、涌泉、心俞。

久狂登高而歌，弃衣而走：神门、后溪、冲阳。

瘛惊：百会、解溪。

暴惊：下廉。

癫疾：前谷、后溪、水沟、解溪、金门、申脉。

霍乱部

霍乱：阴陵、承山、解溪、太白。

霍乱呕吐：支沟。

霍乱吐泻：关冲、支沟、尺泽、三里、太白。先取太溪，后取太仓。

霍乱转筋：支沟、关冲、阴陵、承山、阳辅、中封、解溪、丘墟、公孙、太白、大都。

疟疾部

疟疾：百会、经渠、前谷。

温疟：中脘、大椎。

痎疟：腰俞。

疟疾发寒热：合谷、液门、商阳。

痰疟寒热：后溪、合谷。

疟疾振寒：上星、丘墟、陷谷。

头痛：腕骨。

寒疟：三间。

心烦：神门。

寒疟不食：公孙、内庭、厉兑。

久疟：中渚、商阳、丘墟。

热多寒少：间使、三里。

脾寒发疟：大椎、间使、乳根。

肿胀部

浑身浮肿：曲池、合谷、三里、内庭、行间、三阴交。

水肿：列缺、腕骨、合谷、间使、阳陵、阴谷、三里、曲泉、解溪、陷谷、复溜、公孙、厉兑、冲阳、阴陵、胃俞、水分、神阙。

四肢浮肿：曲池、通里、合谷、中渚、液门、三里、三阴交。

风浮身肿：解溪。

肿，水气胀满：复溜、神阙。

水胀胁满：阴陵泉。

遍身肿满食不化：肾俞百壮。

鼓胀：复溜、公孙、中封、太白、水分。

消瘅：太溪。

伤饱身黄：章门。

红瘅：百会、曲池、合谷、三里、委中。

黄疸：百劳、腕骨、三里、涌良、中脘、膏肓、大陵、劳宫、太溪、中封、然谷、太冲、复溜、脾俞。

汗　部

无汗：上星、哑门、风府、风池、支沟、经渠、大陵、阳谷、腕骨、前谷、中渚、液门、鱼际、合谷、中冲、少商、商阳、大都、委中、陷谷、厉兑、侠溪。

汗不出：曲泽、鱼际、少泽、上星、曲泉、复溜、昆仑、侠溪、窍阴。

自汗：曲池、列缺、少商、昆仑、冲阳、然谷、大敦、涌泉。

少汗：先补合谷，次泻复溜。

多汗：先泻合谷，次补复溜。

痹厥部

风痹：尺泽、阳辅。

积癖痰痹：膈俞。

寒厥：太渊、液门。

痿厥：丘墟。

尸厥如死及不知人事：灸厉兑三壮。

身寒痹：曲池、列缺、环跳、风市、委中、商丘、中封、临泣。

厥逆：阳辅、临泣、章门。如脉厥，灸间使，或针复溜。

尸厥：列缺、中冲、金门、大都、内庭、厉兑、隐白、大敦。

四肢厥：尺泽、小海、支沟、前谷、三里、三阴交、曲泉、照海、太溪、内庭、行间、大都。

肠痔大便部

肠鸣：三里、陷谷、公孙、太白、章门、三阴交、水分、神阙、胃俞、三焦俞。

肠鸣而泄：神阙、水分、三间。

食泄：上廉、下廉。

暴泄：隐白。

洞泄：肾俞。

溏泄：太冲、神阙、三阴交。

泄不止：神阙。

出泄不觉：中脘。

痢疾：曲泉、太溪、太冲、丹田、脾俞、小肠俞。

便血：承山、复溜、太冲、太白。

大便不禁：丹田、大肠俞。

大便不通：承山、太溪、照海、太冲、小肠俞、太白、章门、膀胱俞。

大便下重：承山、解溪、太白、带脉。

闭塞：照海、太白、章门。

泻泄：曲泉、阴陵、然谷、束骨、隐白、三焦俞、中脘、天枢、脾俞、肾俞、大肠俞。

五痔：委中、承山、飞扬、阳辅、复溜、太冲、侠溪、气海、会阴、长强。

肠风：尾窍骨尽处，灸百壮即愈①。

大小便不通：胃脘灸三百壮。

肠痛痛：太白、陷谷、大肠俞。

脱肛：百会、尾窍七壮、脐中随年壮。

血痔，泄，复肿：承山、复溜。

痔疾，骨疽蚀：承山、商丘。

久痔：三百②在掌后四寸、承山、长强。

---

① 愈：原为"俞"，据文义改。

② 三百：疑为"二白"。

阴疝小便部

寒疝腹痛：阴市、太溪、肝俞。

疝瘕：阴跷<small>此二穴在足外踝下陷中。主卒疝、小腹疼痛。</small>左取右，右取左，灸三壮。女人月水不调，亦灸。

卒疝：丘墟、大敦、阴市、照海。

㿗癖：太溪、三里、阴陵、曲泉、脾俞、三阴交。

癫疝：曲泉、中封、太冲、商丘。

疝瘕：阴陵、太溪、丘墟、照海。

肠癖㿗疝小肠痛：通谷<small>灸百壮</small>、束骨、大肠俞。

偏坠木肾：归来、大敦、三阴交。

㿗癖膀胱小肠：燔针刺五枢、气海、三里、三阴交、气门<small>百壮</small>。

阴痛：太冲、大敦。

阴肾偏大，小便数或阴入腹：大敦。

阴肿：曲泉、太溪、大敦、肾俞、三阴交。

阴茎痛：阴陵、曲泉、阴谷、行间、太冲、三阴交、大敦、太溪、肾俞、中极。

阴茎痛，阴汗湿：太溪、鱼际、中极、三阴交。

肾脏虚冷，日渐羸瘦，劳伤阴疼，凛凛少气，遗精：肾俞。

转胞不溺，淋沥：关元。

遗精白浊：肾俞、关元、三阴交。

梦遗失精：曲泉百壮、中封、太冲、至阴、膈俞、脾俞、三阴交。

寒热气淋：阴陵。

淋癃：曲泉、然谷、阴陵、行间、大敦、小肠俞、涌泉、气门百壮。

小便黄赤：阴谷、太溪、肾俞、气海、膀胱俞、关元。

小便五色：委中、前谷。

小便不禁：承浆、阴陵、委中、太冲、膀胱俞、大敦。

小便赤如血：大陵、关元。

妇人胞转不利小便：灸关元二七壮。

遗溺：神门、鱼际、太冲、大敦、关元。

阴痿丸骞：阴谷、阴交、然谷、中封、太冲。

阴挺出：太冲、少府、照海、曲泉。

疝气偏坠：以小绳量患人口两角为一，分作三，折成三角，如△样。以一角安脐心，两角在脐下，两旁尽处是穴。患左灸右，患右灸左，二七壮，立愈。二穴俱灸亦可。

膀胱气攻两胁脐下，阴肾入腹：灸脐下六寸，两旁各一寸，炷如小麦大。患左灸右，患右灸左①。

———————————

① 左：原为"右"，据文义改。

头面部

头痛：百会、上星、风府、风池、攒竹、丝竹空、小海、阳溪、大陵、后溪、合谷、腕骨、中冲、中渚、昆仑、阳陵。

头强痛：颊车、风池、肩井、少海、后溪、前谷。

头偏痛：头维。

脑泻：囟会、通谷。

头风：上星、前顶、百会、阳谷、合谷、关冲、昆仑、侠溪。

脑痛：上星、风池、脑空、天柱、少海。

头风面目赤：通里、解溪。

头风牵引脑顶痛：上星、百会、合谷。

偏正头风：百会、前顶、神庭、上星、丝竹空、风池、合谷、攒竹、头维。

醉后头风：印堂、攒竹、三里。

头风眩晕：合谷、丰隆、解溪、风池，垂手着两腿，灸虎口内。

面肿：水沟、上星、攒竹、支沟、间使、中渚、液门、解溪、行间、厉兑、谚谑、天牖、风池。

面痒肿：迎香、合谷。

头项俱痛：百会、后顶、合谷。

头风冷泪出：攒竹、合谷。

头痛项强重不能举，脊反折不能反顾：承浆先泻后补、风府。

脑昏目赤：攒竹。

面肿项强，鼻生息肉：承浆三分推上复下。

头旋：目窗、百会、申脉、至阴、络却。

头肿：上星、前顶、大陵出血、公孙。

颊肿：颊车。

颐颔肿：阳谷、腕骨、前谷、商阳、丘墟、侠溪、手三里。

风动如虫行：迎香。

头项强急：风府。

头目浮肿：目窗、陷谷。

眼睑𥆧动：头维、攒竹。

脑风而痛：少海。

头重身热：肾俞。

眉后痛：肝俞。

毛发焦脱：下廉。

面浮肿：厉兑。

面肿：灸水分。

头目眩疼，皮肿生白屑：灸囟会。

咽喉部

喉痹：颊车、合谷、少商、尺泽、经渠、阳溪、大陵、二间、前谷。

鼓颔：少商。

咽中如鲠：间使、三间。

咽肿：中渚、太溪。

咽外肿：液门。

咽痛：风府。

咽食不下：灸膻中。

咽中闭：曲池、合谷。

咽喉肿痛闭塞，水粒不下：合谷、少商，兼以三棱针刺手大指背，头节上，甲根下，排刺三针。

双蛾：玉液、金津、少商。

单蛾：少商、合谷、廉泉。

咽喉肿闭甚者：以细三棱针，藏于笔管中，戏言以没药点肿痹处，乃刺之。否则病患恐惧，不能愈疾。

耳目部

耳鸣：百会、听会、听宫、耳门、络却、阳溪、阳谷、前谷、后溪、腕骨、中渚、液门、商阳、肾俞。

耵生疮有脓汁：耳门、翳风、合谷。

重听无所闻：耳门、风池、侠溪、翳风、听会、听宫。

目赤：目窗、大陵、合谷、液门、上星、攒竹、丝竹空。

目风赤烂：阳谷。

赤翳：攒竹、后溪、液门。

目赤肤翳：太渊、侠溪、攒竹、风池。

目翳膜：合谷、临泣、角孙、液门、后溪、中渚、睛明。

白翳：临泣、肝俞。

睛痛：内庭、上星。

冷泪：睛明、临泣、风池、腕骨。

迎风有泪：头维、睛明、临泣、风池。

目泪出：临泣、百会、液门、后溪、前谷、肝俞。

风生卒生翳膜，两目疼痛不可忍者：睛明，手中指本节间、尖上，三壮。

青盲无所见：肝俞、商阳_{左取右，右取左}。

眼睫毛倒：丝竹空。

目眦急痛：三间。

目昏：头维、攒竹、睛明、目窗、百会、风府、风池、合谷、肝俞、肾俞、丝竹空。

目眩：临泣、风府、风池、阳谷、中渚、液门、鱼际、丝竹空。

目痛：阳溪、二间、大陵、三间、前谷、上星。

风目眶烂、风泪出：头维、颧髎。

眼痒眼疼：光明_泻、五会。

目生翳：肝俞、命门、瞳子_{在目外眦五分，得气乃泻}、合谷、商阳。

小儿雀目，夜不见物：灸手大指甲后一寸内廉，横纹头，白肉际各一壮。

鼻口部

鼻有息肉：迎香。

衄血：风府、曲池、合谷、三间、二间、后溪、前谷、委中、申脉、昆仑、厉兑、上星、隐白。

䘌衄：风府、二间、迎香。

鼻塞：上星、临泣、百会、前谷、厉兑、合谷、迎香。

鼻流清涕：人中、上星、风府。

脑泻，鼻中臭涕出：曲差、上星。

鼻衄：上星灸二七壮、绝骨、囟会。又一法：灸项后两筋间宛宛中。

久病流涕不禁：百会灸。

口干：尺泽、曲泽、大陵、二间、少商、商阳。

咽干：太渊、鱼际。

消渴：水沟、承浆、金津、玉液、曲池、劳宫、太冲、行间、商丘、然谷、隐白百日以上者，切不可灸。

唇干有涎：下廉。

舌干涎出：复溜。

唇干饮不下：三间、少商。

唇动如虫行：水沟。

唇肿：迎香。

口㖞眼㖞：颊车、水沟、列缺、太渊、合谷、二间、地仓、丝竹空。

口噤：颊车、支沟、外关、列缺、内庭、厉兑。

失音不语：间使、支沟、灵道、鱼际、合谷、阴谷、复溜、然谷。

舌缓：太渊、合谷、冲阳、内庭、昆仑、三阴交、风府。

舌强：哑门、少商、鱼际、二间、中冲、阴谷、然谷。

舌黄：鱼际。

齿寒：少海。

齿痛：商阳。

齿龋恶风：合谷、厉兑。

齿龋：少海、小海、阳谷、合谷、液门、二间、内庭、厉兑。

龈痛：角孙、小海。

舌齿腐：承浆、劳宫各□壮①。

牙疼：曲池、少海、阳谷、阳溪、二间、液门、颊车、内庭、吕细在内踝骨尖上，灸二七壮。

---

① 各□壮：原为"各　壮"，疑脱字。

上牙疼：人中、太渊、吕细。灸臂上起肉中五壮。

下牙疼：龙玄左侧腕交叉脉、承浆、合谷。腕上五寸两筋中间，灸五壮。

不能嚼物：角孙。

牙疳蚀烂生疮：承浆炷如小箸头大，灸七壮。

胸背胁部

胸满：经渠、阳溪、后溪、三间、间使、阳陵、三里、曲泉、足临泣。

胸痹：太渊。

胸膊闷：肩井。

胸胁痛：天井、支沟、间使、大陵、三里、太白、丘墟、阳辅。

胸中澹澹：间使。

胸满支肿：内关、膈俞。

胸胁满引腹：下廉、丘墟、侠溪、肾俞。

胸烦：期门。

胸中寒：膻中。

肩背酸疼：风门、肩井、中渚、支沟、后溪、腕骨、委中。

心胸痛：曲泽、内关、大陵。

胸满血膨有积块，霍乱，肠鸣，善噫：三里、期门向外刺二寸，不补不泻。

胁满：章门。

胁痛：阳谷、腕骨、支沟、膈俞、申脉。

缺盆肿：足临泣、太渊、商阳。

胁与脊引：肝俞。

背膊项急：大椎。

腰背强直不能转侧：腰俞、肺俞。

腰脊痛楚：委中、复溜。

腰背伛偻：风池、肺俞。

背拘急：经渠。

肩背相引：二间、商阳、委中、昆仑。

偏胁背痛痹：鱼际、委中。

背痛：经渠、丘墟、鱼际、昆仑、京骨。

脊膂强痛：委中。

腰背俱疼难转：天髎、风池、合谷、昆仑。

脊内牵疼不能屈伸：合谷、复溜、昆仑。

脊强浑身痛不能转侧：哑门。

胸连胁痛：期门先针、章门、丘墟、行间、涌泉。

肩痹痛：肩髃、天井、曲池、阳谷、关冲。

手臂痛不能举：曲池、尺泽、肩髃、三里、少海、太渊、阳池、阳溪、阳谷、前谷、合谷、液门、外关、腕骨。

臂寒：尺泽、神门。

臂内廉痛：太渊。

臂腕侧痛：阳谷。

手腕动摇：曲泽。

腋痛：少海、间使、少府、阳辅、丘墟、足临泣、申脉。

腕劳：天井、曲池、太渊、腕骨、列缺、液门。

手腕无力：列缺。

肘臂痛：肩髃、曲池、通里、手三里。

肘挛：尺泽、肩髃、小海、间使、大陵、后溪、鱼际。

肩臂酸重：支沟。

肘臂手指不能屈：曲池、三里、外关、中渚。

手臂麻木不仁：天井、曲池、外关、经渠、支沟、阳溪、腕骨、上廉、合谷。

手臂冷痛：肩井、曲池、下廉。

手指拘挛筋紧：曲池、阳谷、合谷。

手热：曲池、曲泽、内关、列缺、经渠、太渊、中冲、少冲、劳宫。

手臂红肿：曲池、通里、中渚、合谷、手三里、液门。

两手拘挛，偏风，隐疹，喉痹，胸胁填满，筋缓，手臂无力，皮肤枯燥：曲池先泻后补、肩髃、手三里。

风痹肘挛不举：尺泽、曲池、合谷。

肩膊烦疼：肩髃、肩井、曲池。

五指皆疼：外关。

手挛指痛：少商。

掌中热：列缺、经渠、太渊。

腋肘肿：尺泽、小海、间使、大陵。

腋下肿：阳辅、丘墟、临泣。

腰痛：肩井、环跳、阴市、三里、委中、承山、阳辅、昆仑。

腰痛难动：风市、委中、行间。

腰腿如水：阴市。

挫闪腰疼，胁肋痛：尺泽、曲池、合谷、手三里、阴陵、阴交、行间、足三里。

腰脊强痛：腰俞、委中、涌泉、小肠俞、胱膀俞。

腰脚痛：环跳、风市、阴市、委中、承山、昆仑、申脉。

腿膝酸疼：环跳、阳陵、丘墟。

股膝内痛：委中、足三里、三阴交。

脚膝痛：委中、三里、曲泉、阳陵、风市、昆仑、解溪。

膝胻股肿：委中、三里、阳辅、解溪、承山。

腰如坐水：阳辅。

足痿不收：复溜。

风痹，脚胻麻木：环跳、风市。

足麻痹：环跳、阴陵、阳陵、阳辅、太溪、至阴。

脚气：肩井、膝眼、风市、足三里、承山、太冲、丘墟、行间。

髀枢痛：环跳、阳陵、丘墟。

足寒热：三里、委中、阳陵、复溜、然谷、行间、中封、大都、隐白。

脚肿：承山、昆仑、然谷、委中、下廉、宽骨、风市。

足寒如水：肾俞。

浑身战抖，胻酸：承山、金门。

足胻寒：复溜、申脉、厉兑。

足挛：肾俞、阳陵、阳辅、绝骨。

诸节皆痛：阳辅。

腨肿：承山、昆仑。

足缓：阳陵、冲阳、太冲、丘墟。

脚弱：委中、足三里、承山。

两膝红肿痛：膝关、委中、三里、阴市。

足不能行：三里、曲泉、委中、阳辅、三阴交、复溜、冲阳、然谷、申脉、行间、脾俞。

穿跟草鞋风：昆仑、丘墟、商丘、照海。

脚筋短急，足沉重，鹤膝，历节风肿，恶风发不能起床：风池。

脚腕疼：委中、昆仑。

足心疼：昆仑。

腰痛不能久立，腿膝胫酸重及四肢不举：跗阳。

腰重痛不可忍，及转侧起卧不便，冷痹脚筋挛急不得屈伸：灸两脚曲腘两纹头四处，各三壮，一同灸，用两人两边同吹至火灭。若午时灸了至晚或脏腑鸣，或行一二次，其疾立愈。

腰痛不能举：仆参二穴在跟骨下陷中，拱足取之。灸三壮。

膝以上病：灸环跳、风市。

膝以下病：灸犊鼻、膝关、三里、阳陵。

足踝以上病：灸三阴交、绝骨、昆仑。

足踝以下病：灸照海、申脉。

腿痛：宽骨。

气脚①：一风市百壮或五十壮、二伏兔针三分，禁灸、三犊鼻五十壮、四膝眼、五三里百壮、六上廉、七下廉百壮、八绝骨。

脚转筋，发时不可忍者：脚踝上一壮。内筋急，灸内，外筋急，灸外。

脚转筋，多年不愈，诸药不效者：灸承山二七壮。

---

① 气脚：疑为"脚气"。

妇人部

月脉不调：气海、中极、带脉一壮、三阴交、肾俞。

月事不利：足临泣、三阴交、中极。

过时不止：隐白。

下经若冷，来无定时：关元。

妇人漏下不止：太冲、三阴交。

血崩：气海、大敦、阴谷、太冲、然谷、三阴交、中极。

瘕聚：关元。

赤白带下：带脉、关元、气海、三阴交、白环俞壮、间使三十壮。

小腹坚：带脉。

绝子：商丘、中极。

因产恶露不止：气海、关元。

产后诸病：期门。

乳痛：下廉、三里、侠溪、鱼际、委中、足临泣、少泽。

乳肿痛：足临泣。

难产：合谷补、三阴交泻、太冲。

横生死胎：太冲、合谷、三阴交。

横生手先出：右足小趾尖三壮，立产，炷如小麦大。

子上逼心，气闷欲绝：巨阙、合谷补、三阴交泻，如子手搁母心，生下男左女右手心有针痕，可验。不然，在人中或脑后有针痕。

产后血晕不识人：支沟、足三里、三阴交。

堕胎后手足如水，厥逆：肩井（针）五分，若又见闷乱，急针三里。

胎衣不下：中极、肩井。

阴挺出：曲泉、照海、大敦。

无乳：膻中灸、少泽补此二穴神效。

血块：曲泉、复溜、足三里、气海、丹田、三阴交。

妇人经事正行，与男子交，日渐羸瘦，寒热往来，经血相竞：百劳、肾俞、风门、中极、气海、三阴交。若以前证作虚劳治者，非也。

女子月事不来，面黄，干呕，妊娠不成：曲池、支沟、三里、三阴交。

经脉过多：通里、行间、三阴交。

无时漏下：三阴交。

欲断产：右足内踝上一寸。又一法，灸脐下二寸三分，三壮。

一切冷惫：灸关元。

月水不调，因结成块：针间使。

小儿部

大小五痫：水沟、百会、神门、金门、昆仑、巨阙。

惊风：腕骨。

瘛疭五指掣：阳谷、腕骨、昆仑。

摇头，张口，反折：金门。

风痫，目带^①上：百会、昆仑、丝竹空。

脱肛：百会、长强。

卒疝：太冲。

角弓反张：百会。

泻痢：神厥。

赤游风：百会、委中。

秋深冷痢：灸脐下二寸及三寸动脉中。

吐乳：灸中庭在膻中下六分。

卒痫及猪痫：巨阙灸三壮。

口有疮蚀断，臭秽气冲人：劳宫二穴，各一壮。

卒患腹痛，肚皮青黑：灸脐四边各半寸，三壮、鸠尾
骨下一寸三壮。

---

① 带：疑为"戴"。

惊痫：顶上旋毛中灸二壮、耳后青络三壮，炷如小麦大。

风痫，手指屈如数物者：鼻上发际宛宛中灸三壮。

二三岁两目眦赤：大指、次指间后一寸五分灸三壮。

囟门不合：脐上、脐下各五分，二穴各三壮灸疮未发，囟门先合。

夜啼：百会三壮。

肾胀偏坠：关元灸三七壮、大敦七壮。

猪痫如尸厥吐沫：巨阙三壮。

食痫，先寒热洒淅乃发：鸠尾上五分灸三壮。

羊痫：九椎下节间灸三壮。又法：大椎上三壮。

牛痫：鸠尾三壮。又法：鸠尾、大椎各三壮。

马痫：仆参二穴各三壮。又法：风府、脐中各三壮。

犬痫：两手心、足太阳、肋户各灸一壮。

鸡痫：足诸阳各三壮。

疳蚀烂：承浆针、灸皆可。

疮毒部

治痈疽疮毒，骑竹马灸法：用薄篾量患人手上尺泽穴，横纹比起，循肉至中指尖止，截断。外用竹杠一条，以竹杠两头置凳上，令患人去衣，骑竹杠以足微点地。以先比篾安杠上，竖篾，循背直上，篾尽处以墨点记。只是取中，非灸穴也。更以薄篾量手中指节两横纹为一寸，将篾于所点墨上两旁各量一寸是穴。各灸五壮或七壮止，不可多灸。此法灸之，无不愈者。盖此二穴，心脉所过，凡痈疽之疾，皆心气留滞，故生此毒，灸此则心脉流通，即时安愈，可以起死回生，有非常效。

热风隐疹：肩髃、曲池、曲泽、环跳、合谷、涌泉。

瘰疬：少海_{先推针皮上三十六息，推针入内，追核大小，勿出核，三十三下乃出针}、天池、章门、临泣、支沟、阳辅_{百壮}、手三里、肩井_{随年壮}。

疥癣疮：曲池、支沟、阳溪、阳谷、大陵、合谷、后溪、委中、三里、阳辅、昆仑、行间、三阴交、百虫窠_{即膝眼}。

疡肿振寒：少海。

腋肿马刀疡：阳辅、太冲、足临泣。

痈疽发背：肩井、委中以蒜片贴疮上，灸。如不疼，灸至疼；疼，灸至不疼，愈多愈好。

疔疮：生面上口角，灸合谷；生手上，灸曲池；生背上，灸肩井、三里、委中、行间、通里、小海、太冲、临泣。

遍身生疥癞：曲池、合谷、三里、绝骨、膝眼灸二七壮。

杂病部

人脉微细不见或时无者：以圆利针刺足少阴经复溜穴，针至骨，顺针往下刺之，候回阳脉生，方可出针。

蝎蜇，蛇、犬、蜈蚣伤，痛不可忍者：各详其经络部分逆顺戚气刺之。盖逆顺戚气者，使其毒气随经直泻，不欲呼吸，使毒气行经也。用针咒曰：天灵朗荣，愿保长生，太玄之一，守其真形，五脏神君，各保安宁，神针一下，万毒潜形，急急如律，令摄九针。默念咒一遍，吹气在针上，想针如火龙，便从病患心腹中出其病，速愈。

溺水死，经宿可救：即解死人衣带，灸脐中。

狂犬伤人：灸咬处疮上。

蛇伤：灸伤处三壮，仍以蒜片贴咬处，灸蒜上。

逐日人神所在

一日在足大趾厥阴分，刺之，跗肿。

二日在足外踝少阳分，刺之，筋经缓。

三日在股内少阴分，刺之，小腹痛。

四日在腰太阳分，刺之，腰偻无力。

五日在口太阴分，刺灸之，舌强。

六日在手阳明分，刺之，咽喉不利。

七日在内踝少阴分，刺灸之，阴经筋急。

八日在手腕太阳分，刺灸之，腕不收。

九日在尻厥阴分，刺灸之，病急。

十日在腰背太阴分，刺灸之，腰背伛偻。

十一日在鼻柱阳明分，刺灸之，齿面肿。

十二日在发际少阳分，刺灸之，令人重听。

十三日在牙齿少阴分，刺灸之，气寒。

十四日在胃脘阳明分，刺之，气肿。

十五日在遍身，不宜补泻，针灸大忌。

十六日在胸太阴分，刺之，逆息。

十七日在气冲阳明分，刺之，难息。

十八日在股内少阴分，刺之，引阴气痛。

十九日在足跗阳明分，灸之。

二十日在内踝少阴分，刺之，经筋挛。

二十一日在手小指太阳分，刺之，手不仁。

二十二日在足外踝少阳分，刺之，经筋缓。

二十三日在腰及足厥阴分，刺之，发转筋。

二十四日在手阳明分，刺之，咽喉中不利。

二十五日在足阳明分，刺之，胃气胀。

二十六日在胸太阴分，刺灸之，喘咳。

二十七日在膝阳明分，刺之，足经厥逆。

二十八日在阴少阴分，刺之，小腹急痛。

二十九日在膝胫厥阴分，刺之，筋痿无力。

三十日在足跗上阳明分，刺之，有伤胃气。

考之砭焫一科，虽有《资生经》《针灸四书》，其间浩翰广漠，不能窥其要妙，独宏纲陈先生得梓桑君家传之秘，乃纂其备要，编为是书，以便后学。今重校正，定其详略，尤为切要，使天下后世咸跻于仁寿之域也。

附：

八穴灸法

成化九年癸巳，孟冬，日本国畠山殿所使副官人信州隐士良心言："我国二百年前有两名医，一为和介氏，一为丹波氏，此二医专治痈疽疔疖瘰疬等疮，定八处灸法甚有神效。"

头部二穴　诸疮发于头部，则耳尖上周回用禾杆量之自左耳尖上起端右旋，经右耳尖上，还至起端处断之。以其杆当结喉下至项后双垂之，以患人手横握其端而切去之以其杆中央当结喉下，两端左右会于项后，双垂之。以患人手横握其两端之末而断之，如《针经》一夫之法，其杆断当处脊中骨上点之。疮出左者，去中骨半寸灸左；出右者，灸右；出左右者，并灸左右。

手部二穴　疮发于手部，则自肩上高骨端即肩髃穴至第三指头爪甲端断之。以其杆当结喉下，至项后双垂之，如头部法。

背腹部二穴 自大椎下至鸠尾骨端为背部，自天突穴下至阴毛际为腹部，两腋亦属腹背部疮发于背部或腹，则乳上周回自左乳头上起端，右旋周身，经右乳头上还至起端处，以其杆当结喉下，至项后双垂，如头部法。

足部二穴 疮发于足部，则并立两足令相著，自左大踇趾端至右大踇趾端周回自左足大踇趾头起端，从足际右旋，经左右足踵，右足趾端还至起端处。以其杆当结喉下，项后双垂，如头部法。

灸八穴，痛则灸到不痛，不痛则灸到痛。或五百壮，或七八百壮，大炷多灸尤妙。痛疽始发而灸，则不溃而自愈；已溃而灸，则生肌止痛，亦无再发。